# CONTRIBUTION
# A L'HISTOIRE DE L'APHASIE

### Par M. J. CORNILLON,
INTERNE DES HOPITAUX

Depuis un demi-siècle environ, tous les médecins ont essayé de localiser dans un point déterminé du cerveau la faculté du langage. Gall la plaçait dans les lobes antérieurs susorbitaires. M. Bouillaud, dans son *Traité de l'encéphalite* (1825), adopta cette opinion qu'il développa. Dix ans plus tard, M. Dax (du Gard) fit paraître un opuscule dans lequel il précisa plus nettement le siége du langage; il prétendait que les troubles de la parole coïncidaient presque toujours avec des lésions de l'hémisphère gauche et jamais de l'hémisphère droit. En 1861, M. Broca, se fondant sur l'observation de deux malades et sur l'étude attentive des lésions trouvées dans leur cerveau à l'autopsie, énonça de la manière la plus explicite que le siége du langage articulé résidait dans la seconde, et surtout dans la troisième circonvolution frontale gauche; ce qui est généralement accepté aujourd'hui. Nous tâcherons de démontrer, à l'aide de plusieurs observations, que le siége du langage articulé est loin d'être aussi limité qu'on semble le croire, que les troubles de la parole coïncident fréquemment avec une altération profonde du lobule de l'insula de Reil gauche. M. Charcot a publié un fait de ce genre dans le numéro du 17 juillet 1863 de la *Gazette hebdomadaire*. Il s'agissait d'une femme de 47 ans, hémiplégique à droite, qui répétait constamment le monosyllabe *ta*, *ta*, *ta*. L'autopsie annonça l'existence de lésions dans l'hémisphère gauche, dans l'insula de Reil, le lobe temporal et le corps strié; mais les lobes antérieurs et en particulier les trois circonvolutions frontales étaient à l'état normal, comme

chez la malade dont nous allons maintenant rap-
porter l'histoire.

Obs. I. *Aphasie avec hémiplégie à droite, foyer hé-
morrhagique dans le lobule de l'insula et le corps strié
gauches.* — D.... âgée de quarante-huit ans, née à
Cherlieu (Loire), couturière, entra dans le service de
M. le docteur Voisin, le 21 décembre 1867. Des renseignements qui nous ont été donnés par ses enfants, il ré-
sulte qu'elle était sujette depuis longtemps à des dou-
leurs de tête assez vives. A l'âge de trente-trois ans,
elle fut atteinte d'une *paralysie faciale* droite. Il y a
deux ans, on constata à son réveil une *hémiplégie à
gauche.* Il y a un an, elle eut une attaque d'apoplexie
avec *paralysie* du côté *droit,* suivie de coma pendant
vingt-quatre heures. Il y a huit mois, elle perdit la parole durant toute une journée. Cependant elle se remit
peu à peu de ces divers accidents et put continuer sa
profession de lingère jusqu'à il y a environ deux mois.
A dater de cette époque, elle commit des actes incohé-
rents qui nécessitèrent son placement à l'asile Sainte-
Anne, où elle resta quelques jours, puis fut envoyée
à la Salpêtrière le 21 décembre 1867. Le lendemain
M. A. Voisin constatait les symptômes suivants : « Les
traits du visage sont tirés à gauche ; la langue sortie de
la bouche, on voit la pointe se dévier à droite. La malade ne mange pas très-bien, elle est obligée d'intro-
duire les aliments dans sa bouche, d'aller retirer avec
ses doigts les parcelles alimentaires qui s'accumulent
entre les gencives et les joues. Elle ne peut ni souffler
ni siffler. Les membres supérieur et inférieur droits
sont notablement plus faibles que ceux du côté gauche ; quoique cependant elle puisse s'en servir et te-
nir une plume de la main droite. Elle marche difficile-
ment et en traînant la jambe droite. Tous les sens sont
normaux. Elle bredouille en parlant. La mémoire des
choses ne paraît pas très-affaiblie, la mémoire des mots
l'est beaucoup ; quand on la questionne, ce n'est qu'après
avoir cherché et hésité longtemps qu'elle prononce les

termes techniques, souvent elle est obligée de se servir
de signes pour faire comprendre sa pensée. Avant sa
maladie elle lisait facilement, maintenant elle ne le peut
qu'à condition d'épeler les mots ; elle savait écrire, aujourd'hui elle ne sait plus signer son nom ; elle trace
des caractères incompréhensibles ayant tous, entre eux,
la plus grande ressemblance. Elle pleure presque constamment et gâte. Rien d'anormal du côté de la poitrine.
Depuis son entrée dans le service, les phénomènes para-
lytiques n'ont fait que s'aggraver et, quelque temps
avant sa mort qui eut lieu le 22 avril 1868, l'aphasie
était complète.

A l'autopsie, nous observons les lésions suivantes :

*Poumons.* — Ils sont congestionnés et crépitants dans
toute leur étendue.

*Cœur.* — Ses parois sont peu épaisses, point de lésions
valvulaires des orifices.

*Foie et reins.* — Ils sont hypérémiés.

*Cerveau.* — Les méninges sont congestionnées, mais
se détachent facilement de la substance corticale, les
circonvolutions frontales ne sont point atrophiées et ra-
mollies à première vue.

*Hémisphère gauche.* — En projetant un filet d'eau, on
dissocie la substance nerveuse de la partie supérieure
du lobule de l'insula. Le corps strié, vu par le ventricule, présente dans son épaisseur une issue dans laquelle
le manche du bistouri pénètre facilement, elle est super-
ficielle, en contact immédiat avec la membrane ventriculaire. Cette membrane une fois enlevée, on voit un
foyer de couleur jaune ocreux, se continuant jusqu'au
noyau extraventriculaire qui est complétement ramolli.
La substance blanche qui sépare le noyau du lobule de
l'insula est réduite en bouillie.

*Hémisphère droit.* — Dans le corps strié on trouve un
foyer identique à celui du côté opposé, comprenant le
noyau intra et extraventriculaire ; le lobule de l'insula ne
paraît pas malade à simple vue ; il n'est nullement ramolli.
Toutes les autres parties de l'encéphale sont saines. L'examen microscopique pratiqué par M. Liouville nous permet

de reconnaître un certain nombre de lésions passées inaperçues. Dans les portions les moins altérées de l'insula gauche, nous apercevons, sur les parois des vaisseaux, des granulations graisseuses nombreuses. — Ces vaisseaux sont assez volumineux et offrent des dilatations irrégulières et inégales par place. — Les cellules et les tubes paraissent normaux. A mesure que nous nous rapprochons des parties les plus altérées, les vaisseaux sont plus graisseux et dilatés. Enfin, dans un point nous en rencontrons un qui a acquis un volume considérable, dont le calibre est rempli de globules sanguins pressés les uns contre les autres. Les parois sont couvertes de granulations d'un brun foncé ; de temps à autre, ces vaisseaux nous apparaissent comme rompus, et, au milieu des globules répandus, sont disséminés des granulations libres et des corps granuleux. A ce niveau, la substance nerveuse a disparu presque entièrement; elle est remplacée par une gangue de tissu conjonctif fin, serré. Enfin, là où la lésion est plus profonde on ne trouve ni vaisseaux, ni tubes, ni cellules, mais une trame uniquement formée de tissu connectif, contenant dans ses mailles des granulations, quelques globules de graisse et de gros corps granuleux. De ceux-ci les uns sont teints en noir foncé, les autres colorés en jaune ; de temps en temps on trouve épars, çà et là, quelques petits amas paraissant être de l'hématine.

La troisième circonvolution frontale du même côté, examinée dans sa substance blanche et grise, montre dans cette dernière des vaisseaux légèrement athéromateux, les cellules et les tubes sont sains. Le lobule de l'insula droit et le corps situé du même côté n'ont point été examinés.

Obs. II. — *Aphasie. — Hémiplégie à droite. Ramollissement du lobule de l'insula gauche, du corps strié et de la couche optique du même côté.*

La nommée M....., âgée de 69 ans, concierge, née à Angers, est entrée à la Salpêtrière le 6 novembre 1867 (service de M. le docteur A. Voisin). — Quelque temps

après son admission, son mari vint nous apporter le peu
de renseignements qui suivent : « Aménorrhéique depuis
25 ans, elle est malade depuis 8 mois, embarrassée dans
ses mouvements, incapable de s'occuper de son ménage.
Il y a six semaines, elle fut frappée dans la rue d'une
attaque d'apoplexie avec perte de connaissance, et suivie
de paralysie du côté droit. » — Le 8 novembre, à la visite du matin, M. Voisin constata les phénomènes suivants : La commissure labiale gauche est tirée en haut;
la pointe de la langue se dévie à droite lorsque la malade
la sort de la bouche. Les mouvements sont à peu près
abolis à droite. Ne peut se soutenir sur le membre inférieur du même côté. Insensibilité presque absolue à
droite. La mobilité et la sensibilité sont conservées à
gauche. La mémoire des faits est très-amoindrie : elle
ne sait ni le jour ni le mois de son entrée à l'hospice, a
oublié son âge. La mémoire des mots est encore plus
affaiblie. On lui montre un couteau, elle dit : c'est un
canif; on lui fait remarquer que non. Alors, elle prononce un mot incompréhensible, puis les mots : « Du
« pain, du pain. » Si je lui dis que c'est un couteau, elle
le répète et articule le mot très-distinctement. Je lui présente une plume métallique, elle dit : « C'est un crayon,
« un canif. » Je lui mets du poivre dans le nez, et lui
demande ce que ça est. Aussitôt, elle marmotte des
phrases dépourvues de sens, manifeste son impatience
et finit par dire que ça donne de l'appétit. Si je lui place
ma montre à côté de l'oreille et si je lui demande ce
qu'elle entend, elle me répond : « Ça sonne, ça sonne;
« c'est le *tin*, le *tin*, le *tinte*, *tement* d'une *mon*, d'une
« *mon, montre*. » Elle lit mal, ne peut qu'épeler certaines
lettres majuscules, parce qu'elle prétend avoir la vue
trouble. De sa main droite, elle tient, quoique faible-
ment, une plume et trace sur le papier des caractères
inintelligibles. — Le fond des yeux est un peu verdâtre;
les pupilles sont contractées; la gauche est moins dilatée
que la droite. — Léger œdème du cou-de-pied droit. —
Point de matité précordiale. — A l'auscultation, bruit de
souffle râpeux, ayant son maximum à la pointe; il cou-

vre incomplétement le premier claquement valvulaire et
presque entièrement le petit silence ; le deuxième bruit
est rude. Pas de gonflement des jugulaires ; le murmure
vésiculaire est normal.

Le 22 février, perte de connaissance complète ; les
paupières sont closes. La respiration est précipitée ; insensibilité absolue à droite. Les muscles de la face et de
la lèvre inférieure sont agités de petites secousses comme
électriques ; les yeux se meuvent continuellement dans
l'orbite. Le membre supérieur droit est animé de convulsions cloniques, qui augmentent par moment ; le
pouce de la main droite est dans une demi-adduction.
L'avant-bras gauche est animé d'un léger tremblement
convulsif. Rien de semblable n'a lieu dans les membres
inférieurs. Depuis lors, elle reste couchée sur le dos,
dans une immobilité complète ; ne parle plus, gâte. Enfin, elle succombe le 28 avril au soir, à la suite d'une
nouvelle attaque d'apoplexie.

AUTOPSIE. — *Cœur.* — 515 grammes, dépouillé du
péricarde. Les parois du ventricule gauche sont recouvertes de graisse ; elles ont environ un centimètre d'é-
paisseur. Sa cavité est notablement augmentée. Les valvules sigmoïdes sont légèrement insuffisantes ; par l'ex-
périence du filet d'eau, on aperçoit à leur point de
réunion un petit pertuis pouvant admettre la tête d'une
épingle ; elles sont épaisses et athéromateuses. La valvule mitrale présente à sa surface quelques plaques
jaunes ; elle est épaisse, insuffisante ; l'orifice auriculo-
ventriculaire gauche est normal. *Aorte* très-athéroma-
teuse dans sa portion abdominale. *Poumons* congestionnés à la base.

Le *foie*, très-hypérémié, se déchire facilement.

*Cerveau.* — L'encéphale, dépouillé de ses enveloppes,
pèse 1,065 grammes. — La *dure-mère* est épaisse dans
toute son étendue. — L'*arachnoïde* n'est point conges-
tionnée. La *pie-mère* se détache très-facilement.

*Hémisphère gauche.* — L'artère sylvienne gauche est
*athéromateuse*, son calibre est *presque oblitéré*. Dans son
intérieur on trouve un *caillot* noirâtre non adhérent à

ses parois. Sous le filet d'eau, la substance du lobule de l'insula se laisse déchirer et réduire en putrilage sur une étendue de 4 à 5 centimètres. La lésion pénètre profondément ; on voit dans cette substance ramollie un foyer, de couleur jaune orange, se prolongeant dans le corps strié, dont il n'atteint que le noyau extra-ventriculaire, et la couche optique. Les deuxième et troisième circonvolutions frontales sont normales.

*Hémisphère droit.* — L'artère sylvienne est athéromateuse ; le lobule de l'insula paraît sain. Une coupe pratiquée d'avant en arrière montre sa substance parfaitement nette. La couche optique, le corps strié, son normaux.

*Cervelet.* — Il est vasculaire dans toute son étendne. Le reste de l'encéphale est sain.

*Examen histologique.* — Une partie du lobule de l'insula gauche, examinée au microscope par M. Cornil, présente une quantité considérable de corps granuleux. Ils sont répandus partout, spécialement le long des vaisseaux. On aperçoit, en outre, de petits points jaunes, constitués par des granulations d'hématoïdine, disposées également le long des vaisseaux.

Cette observation est intéressante au double point de vue de la clinique et de l'anatomie pathologique. L'aphasie persistante succède généralement à un ramollissement cérébral. Chez notre malade, que s'est-il passé? A différentes reprises, elle a été frappée d'attaques apoplectiques, est devenue paralysée du côté droit et aphasique. Ces phénomènes, au lieu de s'amender, n'ont fait qu'augmenter, de telle sorte qu'à la fin de sa vie elle était immobile dans son lit et ne pouvait articuler un seul mot. L'étendue du foyer, la fréquence des poussées congestives du côté de l'encéphale qui eurent lieu chez cette femme à des intervalles si rapprochés, nous rendent compte de la persistance et même de l'aggravation de l'aphasie et de l'hémiplégie.

A l'examen cadavérique, nous avons été étonné

de la petitesse du cerveau. Toutefois, les circonvolutions étaient régulièrement conformées. Il est à regretter pourtant que nous n'ayons pu obtenir de renseignements précis sur l'intelligence et la manière de vivre de notre malade avant le début de sa maladie.

Au point de vue qui nous occupe, la lésion du lobule de l'insula gauche de Reil, nous offre beaucoup moins d'intérêt; elle montre une fois de plus que le langage articulé ne saurait être localisé exclusivement dans une portion restreinte des lobes frontaux, qu'étant le résultat de phénomènes psychiques nombreux, son siége doit être multiple et étendu; tout en admettant, comme un point acquis à la science, que la perte de la parole coïncide le plus habituellement avec une altération des lobes antérieurs, souvent du gauche, rarement du droit.

OBS. III. — *Débilité intellectuelle. — Attaque apoplectique. — Aphasie. — Eschare au sacrum. — Ramollissement du lobule de l'insula.*

La nommée D..., âgée de 30 ans, couturière, est entrée, le 14 avril 1866, à la Salpêtrière (service de **M. A. VOISIN**), où elle est morte le 2 novembre 1867. — Les antécédents de cette malade nous sont complétement inconnus. Le certificat de la préfecture porte : *imbecillité;* elle a été trouvée couchée sur un banc pendant la nuit, ne pouvant indiquer ni son nom ni son domicile.

A son arrivée à la Salpêtrière, on constate qu'elle est atteinte de débilité intellectuelle, avec embarras de la parole. Ce n'est que le 22 juillet 1867, à la suite d'une attaque d'apoplexie, qu'elle fut soumise à l'examen de M. Voisin. Cette attaque avait été accompagnée de perte de connaissance pendant à peu près une heure et demie, de collapsus, de somnolence. Aujourd'hui, à la visite, la malade, dont la face est rouge, les traits déviés à gauche, ne peut siffler, et a l'air d'un homme qui fume sa pipe. Le côté droit est entièrement paralysé. Elle ne peut plus parler, pas même prononcer ses mots favoris: *Ah!*

*oui, ma bonne !* que naguère elle articulait bien. La parole est remplacée par une sorte de murmure plaintif.
On l'entend cependant dire d'une façon peu nette et traînée : *Oui, Monsieur.* Elle sourit et répond soit par des
signes précis, soit par oui et non, aux questions qu'on
lui pose. Elle ne sait pas au juste ce qui lui est arrivé.
Insensibilité complète à la douleur (piqûres, pincements),
au toucher sur toute la surface du corps. Le chatouillement de la plante des pieds détermine cependant quelques mouvements réflexes dans les membres inférieurs.

23 *juillet.* — Nouvelle attaque d'apoplexie, accompagnée de perte de connaissance ; le côté gauche de la
face est en convulsions cloniques. Les paupières sont
closes, les globes ocula'res sont agités de tremblement.
Toute la moitié gauche des lèvres est animée de petits
mouvements saccadés, la langue se meut dans la bouche
en différents sens. La face est sans expression ; les muscles trapèze, sterno-mastoïdien gauches sont en convulsions cloniques. Mêmes symptômes dans le membre
thoracique gauche. Le pouce est fléchi dans la paume de
la main, recouvert par les doigts. Le membre pelvien
correspondant exécute également des mouvements désordonnés.

Le 25 juillet, les convulsions cessent, mais l'anesthésie
persiste, quoiqu'à un plus faible degré. Elle est couchée,
est calme, dort la nuit.

Le 15 octobre apparaît une eschare au sacrum, à la
suite de laquelle elle meurt le 2 novembre.

Autopsie. — Tous les viscères thoraciques et abdominaux sont sains.

*Cerveau.* — Poids : 1,075. Les enveloppes sont fortement colorées ; à la partie supérieure, elles ont une
teinte ecchymotique.

*Hémisphère gauche.* — Au niveau de la scissure sylvienne et du lobule de l'insula de Reil, la substance grise
est ramollie ; au-dessous d'elle on aperçoit un magma
d'une teinte blanc mat, dirigée d'avant en arrière, d'une
longueur de 32 millimètres, d'une largeur de 11 millimètres. Son extrémité antérieure est distante de 15 mil-

limètres de la partie la plus postérieure de la troisième circonvolution frontale. Cette partie blanchâtre se dissocie sous le filet d'eau ; en l'examinant de près, on la voit parcourue par des arborisations et semée d'un piqueté abondant. — Une fois incisée, on trouve au-dessous deux plaques de coloration rougeâtre, entourées d'un tissu mou et peu consistant. Les vaisseaux qui y aboutissent et l'avoisinent ne sont pas infiltrés de masse calcaire. — Le lobe antérieur est adhérent aux méninges en plusieurs points ; il est notablement vascularisé. — Il en est de même de la couche optique et du corps strié.

*Hémisphère droit.* — Toutes les parties qui le constituent ne présentent que de la congestion à différents degrés.

Une portion de cette substance blanche observée au niveau du lobule de l'insula de Reil gauche étant examinée au microscope, a un grossissement de 350 et présente des vaisseaux complétement incolorés, des débris de tubes nerveux, des corps granuleux en nombre considérable ; les vaisseaux de la substance grise juxtaposée, et qui est réduite en bouillie, sont augmentés de volume, leurs parois sont irrégulièrement dessinées et granuleuses. Cette préparation est couverte de globules sanguins à l'état libre.

Obs. IV. — *Aphasie chez une femme atteinte d'hémiplégie à gauche puis à droite; ramollissement de la substance grise de l'insula de Reil gauche et du corps strié droit.*

G..., âgée de 55 ans, sans profession et sans antécédents connus, entra le 31 janvier 1867 à la Salpêtrière, dans le service de M. le docteur Voisin, avec une hémiplégie du côté gauche datant de trois ans. Sa parole était conservée ; elle pouvait encore marcher, la paralysie ayant surtout porté sur le membre supérieur.

Le 9 octobre, elle fut prise de malaise général, de perte de connaissance avec impossibilité de se mouvoir; respiration gênée.

Le lendemain, M. Voisin note les phénomènes suivants : « La connaissance est en partie revenue; les paupières sont légèrement entr'ouvertes. Elle tire lentement la langue, qui est un peu sèche. Les mouvements du membre supérieur droit sont notablement diminués. La sensibilité y est conservée. Les doigts, la main et l'avant-bras gauches sont contracturés. Quant aux membres inférieurs, quoique notablement affaiblis, ils sont susceptibles de quelques déplacements; les jambes ne sont pas enflées. Pas de différence appréciable dans la température des deux côtés : respiration, 20 ; pouls, 90. La poitrine est remplie de râles sibilants et ronflants. La malade a très-légèrement conscience de son état et ne prononce pas une seule parole. Si on lui demande où elle souffre, elle indique le creux épigastrique, fait signe qu'elle n'a pas mal à la tête. » Trente ventouses sèches sont appliquées à la base des poumons. — Elle n'a jamais su lire ni écrire.

« Le 15 octobre, la malade n'a pas encore recouvré la parole ; elle fait des signes lents, indiquant qu'elle comprend les questions qu'on lui pose. La déglutition est difficile, l'ingestion des liquides provoque souvent de la toux ; les boissons, d'ailleurs, sont rejetées à l'extérieur. Les mouvements du côté droit sont toujours très-limités. La percussion, exercée à la base des deux poumons et en arrière, accuse un peu de submatité. — A l'auscultation, râles muqueux et ronflants nombreux des deux côtés. Respiration soufflante dans le milieu de la hauteur du poumon droit. — Elle meurt le soir.

AUTOPSIE. — *Poumons*. — Le gauche est congestionné, surtout en arrière. Le droit ne crépite plus et plonge au fond de l'eau dans une certaine partie de son étendue.

*Cœur*. — Les valvules mitrale et sigmoïdes de l'aorte sont athéromateuses. — La crosse de l'aorte présente à sa face interne plusieurs plaques crétacées, surtout au voisinage de son origine.

(Le foie, les reins, la rate n'ont pas été examinés.)

*Cerveau*. — Les artères de la base de l'encéphale ont subi la dégénérescence calcaire. Les *méninges* ne sont point hypérémiées, elles ne sont adhérentes en aucun point avec la substance cérébrale.

*Hémisphère droit.* — Le ventricule latéral ouvert, on aperçoit, au moyen d'une coupe, une substance jaune grisâtre ramollie, correspondant au noyau intraventriculaire du corps strié qu'elle ne dépasse pas.

*Hémisphère gauche.* — Les deuxième et troisième circonvolutions frontales sont normales. La substance grise de l'un des replis qui concourent à former en arrière l'insula de Reil est ramollie. La lésion s'est produite dans un point qui correspond au noyau extraventriculaire du corps strié, suivant une étendue de 1 à 2 centimètres carrés. La partie ramollie a une coloration pâle ; un simple filet d'eau suffit pour dissocier cette substance altérée. En ce point la substance grise est tomenteuse. Le ramollissement s'étend dans une profondeur maximum de 2 à 3 millimètres, mais ne se prolonge pas jusqu'à la substance blanche sous-jacente, qui a conservé, ainsi que le noyau extraventriculaire, sa conformation normale. Une portion de cette substance grise, examinée au microscope par M. Voisin, présente un certain nombre de tubes variqueux, des vaisseaux décolorés, un grand nombre de corpuscules de Glüge, ainsi que quelques amas d'hématine et des gouttes d'huile.

Le corps strié et la couche optique sont sains. — Sur le trajet du pédoncule cérébral, on trouve deux petits foyers hémorrhagiques récents. Le cervelet est normal.

Au point de vue de l'histoire de l'aphasie, cette observation est d'un immense intérêt. En effet, la lésion est limitée à la substance grise de l'insula de Reil gauche, dans une étendue de 1 à 2 centimètres carrés. Les parties sous-jacentes sont saines et en particulier le noyau extraventriculaire. Les deuxième et troisième circonvolutions frontales sont intactes. — Le simple filet d'eau suffit pour dissocier cette substance altérée, et le microscope vient nous révéler toutes les lésions du ramollissement blanc. La multiplicité des attaques d'apoplexie avec paralysie consécutive, la persistance et l'aggravation de l'aphasie, si bien que, dans les derniers temps de sa vie, la malade ne répondait que par signes aux questions qu'on lui adressait, ne peuvent laisser de doute sur la nature de l'affection.

Nous avons affaire à un ramollissement; l'autopsie est venue, en effet, confirmer le diagnostic, en montrant en outre sur le pédoncule cérébral gauche deux petits foyers hémorrhagiques récents, que nous ne pouvions même soupçonner.

---

## ATTAQUES ÉPILEPTIFORMES

### OCCASIONNÉES PAR LA PRÉSENCE DE CYSTICERQUES DANS LE CERVEAU.

### Par M. J. CORNILLON, interne des hôpitaux.

P..., âgée de 72 ans, née à Troyes, entra le 31 juillet 1866 à l'hospice de la Salpêtrière (service de M. Falret) pour être traitée de *lypémanie avec penchant au suicide.* Lors de son arrivée, on avait remarqué que sa face était généralement colorée et qu'elle s'emportait facilement. Souvent elle était triste, ne travaillait point et résistait aux personnes qui l'aidaient à s'habiller.

Le 12 juin 1868, elle est prise de perte de connaissance avec collapsus sans convulsions; la face est rouge, non grimaçante. Cet état dure près d'une demi-heure. Le lendemain, même coloration du visage; l'intelligence est revenue, bien que la malade réponde avec un peu de mauvaise humeur aux questions que lui adresse M. A. Voisin. Sa prononciation est un peu gênée, ses phrases embrouillées. Pouls fréquent, développé. — Julep avec 1 gr. d'ipéca et 5 centigr. de tartre stibié.

16 *juin.* — Dans la journée d'hier, elle a eu 11 attaques, cette nuit 24. Elles sont caractérisées par une perte de connaissance complète; la face devient horrible, grimaçante, les yeux roulent dans leur orbite, les pupilles ne sont point dilatées, la malade ne bave pas, ne se mord pas la langue; à des convulsions toniques,

de courte durée, succèdent des convulsions cloniques plus longues, plus prononcées à gauche qu'à droite. Ces attaques sont suivies de résolution complète, de coma absolu, d'insensibilité générale : le pouls est ample, fréquent (120 pulsations). Le tracé sphygmographique nous montre un plateau sénile très-accentué. T., Ax., 39°,4 ; insp., 48, — Application de vésicatoire à chaque mollet.

Dans la soirée, l'intelligence n'est point revenue, la malade est immobile dans son lit, sa face est rouge, couverte de sueur ; les paupières sont closes, les pupilles rétrécies, non contractiles, les cornées sont ternes et insensibles. L'anesthésie est absolue sur toute la surface du corps. Le chatouillement de la plante des pieds ne détermine aucun mouvement réflexe.

Les attaques qu'elle a eues depuis le matin sont si nombreuses, qu'on n'a pu les compter. Les bruits du cœur sont métalliques, à la base surtout ; point de souffle proprement dit, ni d'augmentation de la matité précordiale. La poitrine est remplie de râles sous-crépitants et ronflants. P., 150 ; t., 40°. Elle meurt le 17, à trois heures du matin.

Autopsie. — *Cœur*. — Volume normal. Ses parois sont couvertes de graisse. La valvule mitrale est épaissie, suffisante. Les valvules sigmoïdes, aortiques sont indurées, légèrement insuffisantes. L'aorte est dilatée à son origine. Sa face interne est parsemée de plaques calcaires d'un diamètre et d'une épaisseur variable.

*Poumons*. — Ils sont notablement congestionnés, principalement en arrière, crépitent dans toute leur étendue et ne plongent point au fond de l'eau.

*Foie*. — Mou, friable.

Les *reins* et la *rate* sont hypérémiés.

*Cerveau*. — 1,250 gr., symétrique. Les méninges sont fortement congestionnées, sans adhérer toutefois à la substance cérébrale sous-jacente.

*Hémisphère gauche*. — Dans la portion la plus interne de la circonvolution pariétale antérieure, on voit une petite *tumeur grisâtre* qui s'est créé une loge dans le tissu nerveux, tout en pouvant s'énucléer avec facilité.

Elle apparaît sous la forme d'un *kyste* du volume d'un gros pois, renfermant un liquide transparent dans lequel nagent de petits grains blanchâtres. Examinés au microscope par M. Liouville, ils sont constitués par des *cysticerques* qui ont subi des altérations assez avancées. Leur tête est distincte, quoique le rostre soit envahi par une matière pigmentaire; les ventouses sont également recouvertes par une substance noirâtre; les crochets sont diminués de nombre et irréguliers. La vésicule de ces vers est globuleuse.

La circonvolution pariétale postérieure présente aussi une *tumeur* de même apparence et un peu *plus volumineuse* que la précédente; on ne peut l'enlever sans arracher une portion de la substance grise à laquelle elle est attenante. A la partie postérieure de la scissure de Sylvius, on trouve un *kyste analogue aux deux autres*, adhérent à la méninge; *deux autres plus petits* sont situés à la partie antérieure du lobule de l'insula; ils n'ont ni l'un ni l'autre contracté d'adhérence avec la substance cérébrale. Dans un des sillons qui séparent les circonvolutions du lobe occipital, on remarque un *petit kyste* de la grosseur d'un pois, non adhérent à la substance nerveuse.

Le corps strié et la couche optique sont sains, le ventricule latéral ne contient pas de kyste.

*Hémisphère droit.* — Point de kystes à sa convexité, ni dans le ventricule latéral. Le corps strié et la couche optique sont normaux.

La protubérance, le bulbe, le quatrième ventricule, le cervelet ne présentent rien de particulier. Les vaisseaux de la base de l'encéphale ne sont point athéromateux; les artères sylviennes sont saines.

La coïncidence des *cysticerques* avec les *attaques épileptiformes* n'est point extrêmement rare, si l'on consulte les observations insérées dans l'ouvrage de M. Davaine sur les entozoaires et les maladies vermineuses de l'homme et des animaux. Mais malheureusement il n'est pas toujours possible de les reconnaître pendant la vie. L'autopsie seule peut révéler leur présence dans la grande majorité des circonstances. C'est, du reste, ce qui est arrivé dans le cas que nous publions.

L'âge de la malade, la succession rapide et fréquente des accès, la prédominance des convulsions à gauche nous avaient fait croire à l'existence d'un ramollissement partiel siégeant dans l'hémisphère droit, avec congestion intense de la substance encéphalique avoisinant le foyer. Rien ne pouvait, en effet, indiquer que les phénomènes morbides que nous avons décrits étaient dus à des cysticerques logés dans l'hémisphère gauche.

Examinons maintenant la marche qu'a suivie la maladie chez cette femme, et essayons d'établir une relation entre le développement de l'*aliénation mentale* etl'apparition de ces *vers vésiculaires*.

Les premiers accidents ont débuté dans le courant de l'année 1866, ils ont consisté en un *délire lypémaniaque*, avec propension au suicide. Le caractère de la malade était très-irascible, et son entrée dans le service a été marquée par des scènes de violence et des emportements nombreux. C'est à cette époque, probablement, que les cysticerques ont apparu dans l'encéphale; pendant deux ans ils s'y sont développés, multipliés sans déterminer aucun accident sérieux. Mais, aussitôt que le volume et le nombre des kystes ont déterminé l'hypérémie des méninges, qu'un d'entre eux a adhéré à la substance cérébrale, des convulsions se sont déclarées, leur succession a été rapide et enfin ont occasionné la mort.

Ainsi donc, il existe deux phases morbides chez la malade dont nous venons de relater l'histoire : l'une caractérisée par de la dépression, l'autre par de l'excitation ; la première coïncidant avec l'origine, l'évolution du cysticerque ; la seconde, avec l'irritation que les kystes ont déterminée dans les méninges.

PARIS. — IMP. VICTOR GOUPY, RUE GARANCIÈRE, 5.

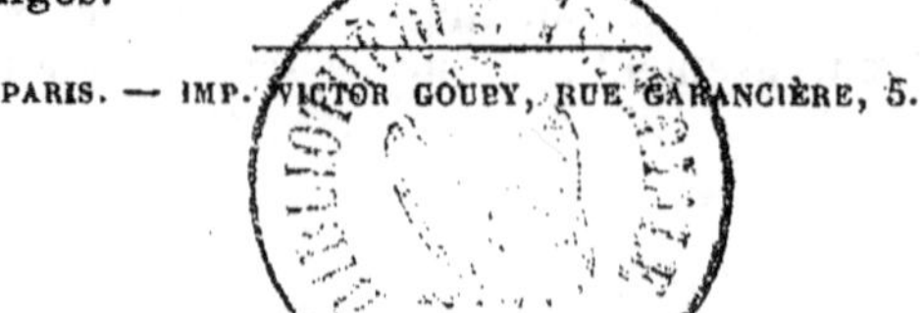